NOTICE HISTORIQUE

SUR

LE DOCTEUR JENNER.

SE VEND AU PROFIT DES PAUVRES DE NANCY.

Le produit en sera distribué par le Bureau de Charité.

———————

A Nancy, chez Mme. V^e. BONTOUX,
Metz, DEVILLY,
Strasbourg, LEVRAULT, } *Libraires.*
Lyon, MAIRE,
Paris, GABON,

On y trouve aussi les trois derniers ouvrages du même Auteur, notamment son *Voyage en Italie*, *au volcan du Mont—Vésuve et aux ruines d'Herculanum et de Pompeï.*

NOTICE HISTORIQUE

SUR

LE DOCTEUR JENNER,

SUIVIE

DE NOTES RELATIVES A SA DÉCOUVERTE DE LA
VACCINE;

Par le Dʳ. Louis VALENTIN,

CHEVALIER DES ORDRES ROYAUX DE St.-MICHEL ET DE LA LÉGION
D'HONNEUR, MEMBRE DU CONSEIL MUNICIPAL DE NANCY ET DE
PLUSIEURS SOCIÉTÉS SAVANTES D'EUROPE ET D'AMÉRIQUE.

Une vérité appartient à celui qui la prouve.
LA HARPE.

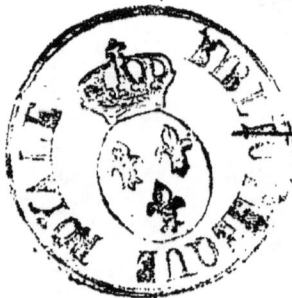

A NANCY,

DE L'IMPRIMERIE DE C.-J. HISSETTE.

1823.

NOTICE HISTORIQUE

LE D.ʳ ÉDOUARD JENNER.

————————

JENNER n'existe plus ; l'Angleterre déplore sa perte ; l'humanité en gémit. Celui qui fut le plus utile aux hommes en découvrant la Vaccine, et qui leur donna ce préservatif contre la plus hideuse maladie, est mort à Berkeley le 21 février 1823, à 74 ans. Comblé des honneurs et de la reconnaissance de sa nation, il emporte dans l'éternité le titre de *Bienfaiteur du genre humain*. Son nom est immortel. Ses vertus publiques et privées ont mis le sceau à tout ce qui peut faire le complément d'un intéressant panégyrique ; mais il ne m'appartient pas de l'entreprendre.

Un de nos poëtes fameux a dit :

« *L'amitié d'un grand homme est un bienfait des Dieux* ».

Si l'avantage de ce sentiment me fut en quelque sorte départi par Jenner ; si, pendant dix années, j'eus le bonheur d'entretenir avec lui une correspondance suivie, après avoir fait, en 1803, un voyage pour le connaître, pour en recevoir des leçons, et après avoir visité le berceau de la Vaccine, j'ose espérer qu'en faveur de ces motifs, on m'excusera d'essayer ici de lui payer un tribut de gratitude et de mêler quelques pleurs à ceux de ses nombreux amis et de ses admirateurs. Le précis de l'histoire de sa découverte suffi-rait seul pour son éloge.

Édouard Jenner, né le 17 mai 1749, était le plus jeune des fils du Réver. *Étienne Jenner*, recteur de Rockhampton et vicaire de Berkeley dans le Glouces-tershire. Son père possédait des propriétés considé-rables dans ce comté ; il y vivait indépendant et sans avoir besoin de solliciter aucun avancement dans l'é-tat ecclésiastique. Sa mère était fille d'un ministre de l'église anglicane, *Henry Head*, prébendé de Bristol, vivant à Berkeley. Jenner ayant perdu son père de bonne heure, fut dirigé dans ses études par son frère aîné Étienne, qui lui prodigua ses soins et sa tendresse. Il avait un second frère nommé Henry : l'un et l'autre étaient ecclésiastiques. Le dernier était père de *Henry* Jenner, chirurgien de Berkeley, qui a beaucoup con-tribué à la propagation de la Vaccine, et dont le nom paraît souvent dans l'histoire de cette inoculation.

Après avoir fini ses études classiques à Cirencester et avoir appris les premiers principes de la chirurgie chez Daniel Ludlow, de Sudbury, il entra à Londres, en 1770, chez le célèbre Jean Hunter, le plus grand anatomiste de l'Angleterre, dont il fut pendant deux ans l'élève particulier. Le maître s'aperçut bientôt des heureuses dispositions de son disciple, des belles qua-lités de son âme, et il réussit à développer en lui le germe du vrai talent. L'amitié qu'il lui portait ne cessa qu'à sa mort. Les condisciples de Jenner assu-rent que Hunter avait tant d'estime pour lui et une si haute idée de ses lumières, qu'il lui offrit une asso-ciation dans ses travaux qui étaient extraordinairement lucratifs. Hunter désirait donner des leçons d'histoire naturelle sur un plan très-vaste ; il connaissait l'ardeur et la persévérance de Jenner dans les recherches sur cette science : une pareille acquisition eût été pour lui d'un grand secours.

Ni les avantages considérables d'une association aussi honorable, ni ceux qu'on lui offrait aux Indes-Orientales, ni le choix qu'on avait fait de lui comme naturaliste pour le voyage du capitaine Cook avec sir Joseph Banks, ne purent détourner Jenner de ses plus douces affections, surtout de celle qu'il portait à son frère. Rien, selon lui, n'était au-dessus des charmes de son pays natal. Il retourna à Berkeley et il y exerça sa profession avec des succès qui lui firent bientôt une réputation digne de son mérite.

En 1788, Jenner épousa Miss Catherine Kingscote, sœur du colonel Robert de Kingscote, dans le Gloucestershire, famille respectable et des plus anciennes de ce comté, de laquelle il a eu deux fils et une fille. Ses occupations devenant beaucoup trop étendues et fatigantes par l'exercice des deux branches de l'art, il abandonna la chirurgie, reçut le grade de docteur en médecine, et se procura plus de loisirs pour cultiver la physiologie et l'histoire naturelle. Son amour pour ces sciences lui avait cependant fait trouver, quelquefois auparavant, des occasions propres à satisfaire son inclination favorite. J'ai vu dans le magnifique muséum de J. Hunter, des préparations auxquelles il avait travaillé.

Aidé par l'observation réelle et par des conjectures habilement appliquées, il éclaircit un point d'ornitho-

logie jusque-là très-obscur ; c'est celui qui est relatif
au coucou , à la ponte de la femelle dans le nid d'autres oiseaux , au moyen qu'emploient les coucous , à
peine éclos , dans le nid du moineau des haies , pour
en expulser les œufs ou les petits moineaux , et usur-
per ainsi le domicile de ces derniers. L'originalité
de pareilles recherches , qui sont pleines de sagacité ,
excita l'attention des naturalistes. On publia son mémoire en 1788 , dans les transactions philosophiques
sous ce titre : *Observations on the natural history
ofthe Cuckow* (¹). Bientôt après il fut élu membre de
la Société royale de Londres.

Parmi les découvertes de Jenner , faites dans la
première époque de son exercice en médecine , on
peut compter un procédé nouveau et plus facile pour
obtenir du tartre émétique pur ; ensuite la cause la
plus ordinaire de *l'angine pectorale* , quoiqu'on ait
communément attribué à *Héberden* de Londres cette
découverte , dont *Smith* , *Macbride* , *Wichmann*
et *Odier* ont parlé. Le Dʳ. Parry , résidant à Bath , a
publié des Recherches sur cette terrible maladie qu'il
nomme *syncope angineuse* (₂), dans lesquelles il rapporte l'opinion de Jenner , fondée sur l'autopsie , d'où
l'on conclut que la découverte de cette cause lui appartient.

Depuis la publication de ses ouvrages sur la vaccine ,
dont nous parlerons bientôt , Jenner a composé diffé-
rens mémoires ; la plupart se trouvent dans les journaux périodiques et dans les transactions medico-chi-
rurgicales de Londres. Il m'a informé de Cheltenham
le 10 septembre 1804 , des irrégularités que la pustule
vaccinale éprouve quelquefois dans son développe-

ment sur des sujets récemment affectés d'éruptions herpétiques. Il me rappelait nos conversations à Londres, dans lesquelles il m'avait prévenu qu'il faut se méfier de ces pustules irrégulières, parce qu'elles n'enlèvent pas à la constitution de l'individu, l'aptitude à contracter la petite vérole. La vaccination ne produit de pustules régulières et préservatives qu'après la guérison de la maladie cutanée. Il m'apprenait qu'il venait de publier un mémoire sur ce sujet ([3]).

Il en a composé deux autres, à l'occasion desquels il m'a écrit de Berkeley dans le mois de septembre 1809. L'un est relatif à une maladie qui simule la rage et dont les chiens sont affectés ; les Anglais l'appellent *the Distemper*. Ceci pourrait vous intéresser, me dit-il, parce que vous vous êtes particulièrement occupé de l'hydrophobie ([4]) avec laquelle elle a de la ressemblance ; mais heureusement elle ne se communique point à l'espèce humaine. L'autre se rapporte à un fait rare, pour lequel il me pose cette question : « Savez-« vous si une femme qui a eu la petite vérole et qui « se trouve entièrement exposée à la contagion vario-« leuse, pendant le dernier mois de sa grossesse, « communique presque toujours la maladie à l'enfant « dans l'*uterus* ? » Il a recueilli deux observations de ce genre ([5]). L'année dernière, le D^r. Jenner a encore publié un mémoire sur les avantages des frictions stibiées dans les aliénations mentales ([6]). Il laisse plusieurs manuscrits que l'on a confiés aux soins du Dr Baron son ami, à Gloucester, pour les publier.

Mais ce qui établit surtout les droits de Jenner à l'immortalité, c'est sa précieuse découverte des propriétés du *cow-pox* dès l'année 1776 (remarquons bien cette époque); c'est la constance admirable avec laquelle il a conduit ses recherches et la perfection qu'il leur a donnée avant de les publier. Il existait dans les vacheries de son pays, et depuis un temps immémorial, une opinion vague, que ceux qui avaient contracté le *cow-pox* accidentellement étaient pour jamais préservés de la petite vérole. Frappé de cette singularité et de la nature de la maladie sur le pis des vaches, il acquit la conviction que l'inoculation de la petite vérole ne produit aucun effet sur ceux qui ont gagné l'affection de ces animaux en les trayant. Ces exceptions le déterminèrent à en faire part aux médecins du voisinage et à demander leur avis. Tous regardaient la chose comme un préjugé populaire, dénué de raison et de preuves; ils s'accordèrent à dire qu'on ne devait point compter sur le pouvoir prophylactique du *cow-pox*. Ceci ralentit son zèle, mais ne l'éteignit pas.

Dans mes différentes conversations avec Jenner, cet excellent homme me donna beaucoup de détails sur les obstacles qu'il avait eus à surmonter. Des pâtres l'ayant conduit pour voir, sur les trayons de quelques vaches, l'éruption qu'ils disaient être véritable, il en inocula de la matière et n'obtint aucun effet; on l'avait trompé; c'était une autre éruption. Il fut alors confirmé dans l'opinion de ses confrères, et la découverte fut retardée d'environ dix ans. Après ce temps, il vit, sur les tettes, des pustules bien différentes des premières. Il sut alors distinguer qu'il n'y en a qu'une espèce vraie et réellement préservative de la variole, et que toutes les autres sont fausses.

Jenner publia sa découverte au mois de juin 1798.
(*An inquiryinto the causes and effects of the va-*
riolæ vaccinæ, a disease discovered in some of the
western counties of England, particularly Glouces-
tershire, and Known by the name of the cow-pox).
Dans cet ouvrage qui fit une sensation si extraordinaire, il présente vingt-trois observations parmi lesquelles on voit que des sujets, longtemps après avoir
gagné le *cow-pox* ou petite vérole des vaches, n'ont
pu contracter la variole, quelque moyen qu'on eût
employé pour la leur communiquer ; on en voit d'autres fournissant du fluide vaccin pour l'insérer à plusieurs enfans ou adultes ; puis ceux-ci subissant la
contre-épreuve variolique. Enfin, l'auteur y émet son
opinion sur l'origine de la Vaccine, que des recherches
approfondies lui ont fait découvrir dans une affection
au talon du cheval, appelée en anglais *grease*, en
français *eaux des jambes*, en italien *giardoni*, et que
l'on avait mal traduite par le mot *javart*.

Dans les premières années, et surtout à Paris, on
avait nié cette origine. L'habile vétérinaire, M.ʳ Coleman, m'assura, à son collége près de Londres, en
présence du D.ʳ Woodville, que toutes les expériences qu'il avait tentées et dont ses élèves furent té-
moins, ayant été infructueuses, il croyait que cette
opinion n'était point fondée. Il refusait toute confiance
aux expériences heureuses du D.ʳ Loy. Le D.ʳ Sacco,
à Milan, qui s'était également prononcé contre l'idée
d'une telle origine, reconnut son erreur et rendit à
Jenner une justice complète par une lettre qu'il lui

adressa en date du 25 mars 1803, sous le couvert du D.ʳ Woodville. J'étais chez celui – ci quand le paquet arriva. La lettre du médecin italien était ouverte, j'en pris copie pour la communiquer à Paris, et je la re-mis le soir, 1ᵉʳ juin, au D.ʳ Jenner (7). Ce médecin me dit devant une nombreuse compagnie, avec un grand sang-froid et sans la moindre prétention : Vous pouvez être sûr, cher Docteur, que tôt ou tard vos compatriotes seront convaincus de cette véritable source de la Vaccine.

Outre les documens que je venais de prendre sur ce mal local des chevaux, dans plusieurs comtés, il me donna des instructions pour reconnaître ses degrés et le mode nécessaire pour réussir dans les expérien-ces (8). Enfin, on a reconnu depuis, en plusieurs en-droits, et à Paris même, que son opinion est entiè-rement fondée. Voilà donc la source du préservatif bien connue ; tandis que nous ignorons encore celle de la redoutable peste variolique, maladie inconnue en Europe jusqu'au 6ᵉ siècle. (*Voy. notre Traité historique et pratique de l'inoculation*).

En 1799, Jenner publia des observations ultérieu-res sur son importante découverte. Il dédia ce mé-moire, comme le premier, au D.ʳ Parry, de Bath, où il m'a fait connaître son savant ami.

En 1800 et 1801, il fit paraître une suite de faits, d'observations, et un précis sur l'origine de la Vaccine. Il dit explicitement dans ce dernier, qu'il avait com-mencé ses recherches depuis environ vingt-cinq ans. On voit par les faits consignés dans son premier écrit, que des sujets furent inoculés de la petite vérole, sans en avoir ressenti les effets, 25, 27, 38 ans après avoir eu la variole des vaches. Mais on lit dans celui de 1800, qu'une personne avait contracté celle-ci cinquante-trois ans avant qu'on essayât sur elle l'action de la matière variolique. « Comme cette contre-épreuve a complètement réussi, je ne pense pas, dit-il, qu'il puisse rester maintenant le moindre doute dans l'esprit d'un être raisonnable ». Ces preuves consolantes et irréfragables attestent que l'effet du préservatif, dûment appliqué, est permanent.

On a fait beaucoup de recherches, on a fouillé partout dans la Grande-Bretagne, pour savoir si l'on avait eu, dans les temps passés, quelques notions sur la variole des vaches, et si on l'avait vue se communiquer à des individus humains. Tout ce qu'on a pu apprendre a prouvé que le *cow-pox* existait depuis longtemps dans plusieurs comtés (on en compte quatorze), et qu'on lui avait reconnu la propriété de préserver de la petite vérole. Mais cette propriété n'était connue que dans la basse classe du peuple. Le Dr Gibbs m'a dit à Bath, chez le Dr Haygarth, que son père allant à l'université d'Oxford, quarante ans avant la découverte de Jenner, demanda à son domestique, en y arrivant, s'il ne craignait pas la petite vérole qui régnait dans la ville ; que celui-ci lui répondit qu'il ne la prendrait pas, parce qu'il avait eu, au bout des doigts, le *cow-pox*, connu dans le Weltshire pour être l'antidote de la maladie.

Jenner m'a raconté une autre anecdote qui remonterait au temps de Charles II. La duchesse de Cleveland, femme très-jolie et favorite de ce prince, raillée par quelques-unes de ses compagnes sur ce qu'elle pourrait bientôt déplorer la perte de sa beauté en gagnant la petite vérole qui faisait des ravages dans Londres, leur répondit qu'elle n'en avait aucune crainte, attendu qu'elle avait eu dans son pays une maladie, le *cow-pox*, qui en préservait (9).

On n'a point trouvé la variole des vaches en Écosse, ni dans la principauté de Galles; on croit qu'elle était connue en Irlande depuis cinq cents ans, sous le nom celtique de *shinach*. Le D.ʳ Barry de Cork, dit que la mère d'une personne l'avait contractée depuis trente ans, et sa grand'mère depuis cinquante. (*Ring's Treatise*, *p.* 352 *et* 485).

On a dit : puisque la chose était connue, que les faits existaient depuis longtemps; il n'a pas fallu un effort surnaturel de génie pour tirer des humbles laiteries un moyen aussi simple et le transmettre à la société. C'est précisément cette simplicité qui en augmente le mérite. Personne en Europe, avant Jenner, ne l'avait fait connaître au public; personne n'avait essayé d'inoculer la liqueur des pustules (¹⁰). Avant Harvey, n'avait-on pas eu de grandes notions sur la circulation du sang, dont la découverte est incomparablement au-dessous de celle de Jenner? L'aimant n'était-il pas connu pour attirer le fer longtemps avant qu'on l'eût appliqué à la navigation, et la boussole usitée avant Gioïa, d'Amalfi, qui passe pour en être l'inventeur? On avait le télescope; Galilée sut le premier s'en servir pour découvrir des mondes. On voyait la chute des corps traversant l'atmosphère, les lampes se balancer aux voûtes des églises : le même physi-

cien expliqua leur gravitation, et Newton l'attraction.
Combien découvre-t-on de choses simples restées
longtemps inaperçues ! C'est l'œuf de Christophe Co-
lomb (expression déjà attribuée à Brunelleshi, architecte de Florence).

Jenner a consacré plusieurs années à s'assurer, avec
un examen sévère, des propriétés d'une pratique obs-
cure et accidentelle, en l'utilisant et la conservant pour
l'humanité entière : il l'a ingénieusement perfection-
née ; il a développé des principes, il a tracé des règles
pour son application ; il a donc levé le voile qui nous
dérobait l'un des plus importans secrets. Il a prouvé
cette vérité ; elle lui appartient exclusivement. Jusqu'à
lui ce n'était qu'une vérité stérile ; elle n'avait pas été
démontrée ; elle n'avait point acquis la force péremp-
toire de l'opinion. On peut appliquer à Jenner ce qu'on
a dit de Washington : *Ce n'est pas ce qu'on entre-
prend, c'est ce qu'on achève et qu'on affermit qui
fait la gloire.*

La France reçut, en 1800, la découverte Jennérienne comme un bienfait inestimable. Paris l'accueillit
avec empressement et devint le premier théâtre de ses
heureuses influences. Sa propagation fut rapide, non
sans quelques obstacles inséparables des nouveautés.
Elle fut introduite à Nancy et dans le département de
la Meurthe ('') dans le mois d'octobre de la même
année, et peu de temps après, par les mêmes soins,
dans ceux de la Meuse, des Vosges et du Haut-Rhin.
L'enthousiasme devint général, non seulement en
Europe, mais encore au Nouveau-Monde et dans les
Deux-Indes. Point de réunion où l'on n'en parlât ;

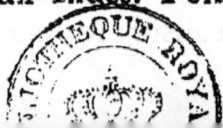

3

c'était le sujet de toutes les conversations. Bientôt les poëtes exercèrent leurs pinceaux ; ils chantèrent Jenner et la Vaccine.

Une telle révolution dans l'art de guérir dut changer la situation de Jenner. Quel que fût son attachement pour la vallée de Gloucester, il se vit obligé de quitter ces lieux chéris : les circonstances de sa découverte rendirent sa présence à Londres absolument nécessaire. Tout son temps fut consacré à une immense correspondance chez l'étranger et à fournir à son pays tous les éclaircissemens et les instructions dont on avait besoin. La pratique de cette nouvelle inoculation donna lieu partout à l'établissement de sociétés ou de comités de Vaccine. Elle reçut à Londres son complément par l'institution de la *Société royale Jennérienne pour l'extinction de la petite vérole*, et à l'organisation de laquelle j'assistai en 1803. Jenner la présidait ; (maintenant c'est le duc de Wellington). Peu de temps après il fut nommé Maire de Cheltenham, lieu célèbre par ses eaux minérales.

A cette époque, la fortune de la découverte était décidée. Le nom de son auteur, sa gloire, ses bienfaits étaient dans toutes les bouches : la renommée les avait annoncés jusques chez les peuples sauvages. Les médecins et les chirurgiens de la marine anglaise avaient déjà présenté en 1801, au D^r. Jenner, leur tribut de reconnaissance avec une médaille portant les allégories les plus honorables (12). Le Parlement d'Angleterre s'occupa de lui décerner une récompense nationale. L'amiral Berkeley et autres membres annoncèrent, dans la séance du 2 juin 1802, que la découverte avait occasionné à l'auteur de grands frais pour la propager. Le chancelier de l'échiquier, l'illustre fils de lord Chatham s'exprima ainsi : « La Chambre peut voter, pour le D.ᵣ Jenner, telle récompense qu'elle jugera convenable ; celui-ci a déjà reçu l'approbation unanime de la Chambre, approbation bien précieuse, puisqu'elle est le résultat de la plus grande, ou d'une des plus importantes découvertes que la société ait faite depuis la création du monde. Je doute que la Chambre ait jamais eu à prononcer sur un point plus intéressant que celui qui occupe en ce moment le Co-mité.... Le mérite de la découverte du D.ᵣ Jenner est au-dessus de toute expression ».

On lui accorda cette fois 10,000 livres sterling, et le Roi 500 livres. En 1807, on ajouta 20,000 livres, ce qui fait une somme totale de 762,000 francs. Le lord maire et le corps municipal de Londres firent, en 1805, un beau présent avec des emblêmes, accor-dèrent le droit de franchise et rendirent des honneurs au D.ᵣ Jenner. Des Souverains lui écrivirent et lui firent aussi des présens. Enfin, aux Indes-Orientales, surtout au Bengale et à Madras, on ouvrit une souscrip-tion en faveur de celui qui avait procuré aux peuples de ces contrées le moyen d'en extirper le fléau le plus dévastateur.

La Société médicale de Londres, voulant honorer le D.ᵣ Jenner, et proclamer ses titres légitimes à la reconnaissance publique, a fait frapper une médaille en or avec une inscription latine (¹³). Elle choisit le 4 mars 1804 pour la lui décerner.

Le D.ᵣ Lettsom, l'un des plus anciens et des plus savans médecins, prononça un élégant discours dans lequel il peint les vertus, la philantropie et les services rendus par le célèbre Associé qui n'était pas présent. Jenner seul, dit-il, est l'architecte qui a posé les fondemens du temple glorieux sur le dôme duquel les générations futures reconnaissantes graveront ces mots :

JENNERI,

GENIO SALUTIFERO.

Sa générosité ne connaissait point de bornes ; elle s'est étendue d'un pôle à l'autre : l'orateur en fournit un exemple par l'offre de mille guinées que fit Jenner, afin d'équiper un vaisseau pour porter la Vaccine en Asie, lorsque la parcimonie du Gouvernement avait négligé de le faire ([14]).

En 1807, quatre mois avant la deuxième somme votée par la Chambre des Communes, j'avais présenté un *projet de récompense à décerner au D.ʳ Jenner* par les Médecins français, les Sociétés savantes et les amis de la Vaccine, au moyen d'une souscription. Je l'envoyai au Comité central de Vaccine à Paris, qui aurait déterminé la nature du présent, etc. Les circonstances politiques empêchèrent quelques esprits méticuleux de donner suite à ce projet que je fis publier dans deux journaux scientifiques ([15]). En 1810 j'adressai ce projet, par l'intermédiaire du Préfet des Bouches-du-Rhône, au ministre de l'intérieur, qui, malgré le rapport favorable de M.ʳ Husson, répondit négativement. Cette seconde tentative ne fut pas plus heureuse que la première ; personne n'osa en parler à celui qui gouvernait la France.....

« Quelles actions de grâces, disais-je, n'avons-nous pas à rendre à l'auteur de cette nouvelle méthode ! Tous les peuples le comblent de bénédictions. Chaque pays, chaque ville voudrait pouvoir lui offrir une couronne civique. Quel mortel fut jamais plus utile ! Non, aucune sorte de récompense, aucune dignité ne peuvent assez payer un pareil bienfait. La manière noble et généreuse avec laquelle Jenner a répandu ses lumières, est au-dessus de tous les éloges... Il est devenu l'homme de toutes les Nations ; comme Hippocrate, il appartient à tous les pays : son nom vivra dans la postérité la plus reculée. La génération actuelle lui doit une grande rémunération ; puisse-t-elle être digne de l'une des plus belles époques du monde ! Puisse la Nation française, qui sait apprécier les grandes choses, ne pas trop la différer !...... »

Jenner appartenait à presque toutes les sociétés savantes. On lui avait envoyé des diplomes des différentes parties du monde. Il était associé étranger de l'Académie royale des sciences de l'institut de France. Dans le rapport sur les progrès des sciences naturelles depuis 1789, par la première classe de ce Corps, le 6 février 1808, M.ʳ Cuvier dit, p. 139 : « Quand la découverte de la Vaccine serait la seule que la médecine eût obtenue dans la période actuelle, elle suffirait pour illustrer à jamais notre temps dans l'histoire des sciences, comme pour immortaliser le nom de Jenner en lui assignant une place éminente parmi les principaux bienfaiteurs de l'humanité..... Il n'y a point de phénomène à-la-fois aussi surprenant et aussi certain que celui-là ».

Au milieu de ses triomphes, la découverte Jennérienne eut, comme on devait s'y attendre, ses Zoïles
et ses détracteurs, mais nulle part autant que sur son
sol natal ([16]): tous leurs traits vinrent se briser contre
la force irrésistible de la vérité. Il ne fallait que des
faits, chacun put les vérifier; on en accumula jusqu'à
satiété. Ne sait-on pas que *la gloire d'un grand homme
le condamne à l'envie ?* Cependant, quoiqu'on eût
appris ultérieurement que la variole des vaches existait
en quelques lieux de l'Inde-Orientale, et que même
des Bramines l'avaient inoculée dans des cantons de
Benarès, personne n'avait contesté à Jenner le mérite
de la première idée de l'usage du préservatif, jusqu'au
mois de juin 1816. A cette époque, un Français, Ra-
baut-Pommier, ancien pasteur protestant à Montpellier, voulut revendiquer l'idée première de la découverte d'après une conversation qu'il avait eue avec
deux Anglais, en 1781. Sa réclamation tardive
parut dans les Recueils périodiques français.

Frappé de ce que l'on confondait, dans le Midi,
sous le nom de *Picotte*, la petite vérole de l'homme,
le claveau des moutons et autres éruptions, Rabaut en
parla en 1781, à un agriculteur qui dit avoir observé,
mais rarement, cette *Picotte* sur les trayons des vaches.
(Jusqu'à présent, on n'a pas encore pu prouver en
France l'existence de la vraie vaccine sur ces animaux).
Un jour qu'il conversait sur l'inoculation avec M. Ire-
land, banquier de Bristol, et le D.r Pew, il leur dit
*qu'il serait probablement avantageux d'inoculer à
l'homme la Picotte des vaches, parce qu'elle était
sans danger.* Le médecin Pew promit qu'aussitôt qu'il

serait de retour en Angleterre il proposerait ce nouveau
genre d'inoculation au D.ʳ Jenner. En nommant celui-
ci de préférence , ne savait-il pas que le médecin de
Berkeley avait déjà entrepris des investigations sur ce
sujet? Depuis la publication de la découverte, Rabaut,
qui n'avait pas tenté une seule expérience , écrivit à
M.ʳ Irland pour lui rappeler la conversation qu'ils
avaient eue en 1781. Ce banquier en convint dans
deux réponses; mais il ne parlait pas de ce qu'avait pu
faire le D.ʳ Pew dont le nom ne paraît nulle part dans
l'histoire de la Vaccine. On ignore s'il avait eu des
liaisons avec Jenner et même s'il avait fait à quelqu'un
la plus légère mention de ce qu'avait dit le ministre
protestant de Montpellier. M.ʳ Chaptal , ancien professeur de chimie à la Faculté de cette ville, et aujourd'hui
pair de France , présenta les détails donnés par Rabaut
au Comité central de Vaccine à Paris : M.ʳ le D.ʳ
Husson, qui en est le sécrétaire, les a consignés , en
1821 , dans le dictionnaire des sciences médicales ,
tome 56 , article *Vaccine* (¹⁷); quelques jeunes médecins les ont répétés dans des journaux avec une sorte
d'affectation. Hélas ! que n'avaient-ils lu au moins les
annales cliniques de Montpellier pour l'année 1805 !

Lorsque Rabaut fut exilé , il fit valoir ses prétentions tendantes à prouver que l'idée-mère lui appartenait et n'était point d'origine anglaise. Une connaissance
plus approfondie de tout ce qui a rapport à la découverte, aurait dû apprendre à Rabaut et à ses partisans que
Jenner s'en était déjà occupé vers l'année 1776 (Lettsom
dit 1775), conséquemment cinq ans avant 1781 (¹⁸).

D'autre part , M.ʳ Édouard Gardner a déclaré que
déjà , au mois de mai 1780 , le D.ʳ Jenner lui avait

communiqué ses idées sur la propriété anti-variolique de la Vaccine, expliqué sa théorie sur son origine, avait assuré qu'elle pouvait se propager à l'infini d'un sujet à un autre et exprimé son espoir qu'elle pourrait devenir par la suite, un moyen sûr d'extirper la petite vérole. Donc la prétention de Rabaut est, sur tous les points, aussi absurde que ridicule. Les Bramines, qui avaient au moins vacciné, et l'auteur d'un article inséré dans le journal de Gœttingue en 1768 ([19]) qui avait parlé du cow-pox (*Kuh pocken*), auraient plus de droits à une réclamation.

La Vaccine étant une vérité de fait, doit être considérée comme un merveilleux présent de la Providence : aucun système, aucune théorie ne peuvent renverser son usage ni son utilité. Jenner, faisant consister son bonheur à ne s'occuper que de celui des autres, a procuré à l'art conservateur le plus sûr moyen de réparer la destruction produite par l'audace et par les conquérans. La population lui doit déjà un étonnant accroissement. La beauté lui rend un religieux hommage. L'antiquité lui aurait élevé des autels. Toutes les nations lui ont consacré le titre de *Bienfaiteur*. On se propose, dans le Glocester, de lui ériger un monument, et à Londres, un autre, dans l'abbaye de Westminster.

Tous les étrangers qui visitaient Jenner, trouvaient chez lui un accès très-facile : beaucoup d'amabilité, de complaisance, d'instruction et la simplicité qui sied au vrai mérite. On ne le quittait point sans éprouver un sentiment d'admiration, de respect et de reconnaissance.

NOTES.

(¹) On en trouve la traduction dans le Journal de physique, chimie et d'histoire naturelle.

Jenner avait souvent parlé, à des membres de la Société royale, des observations qu'il faisait, sur l'émigration des oiseaux : son travail est resté inédit.

Il a aussi essayé de démontrer, par le moyen de l'anatomie comparée, que ce qui existe dans les poumons de l'homme, sous la forme de tubercules, n'est souvent autre chose que des hydatides.

(²) Mr. le Dr. Matthey, de Genève, médecin des eaux thermales de St.-Gervais (le même qui a remporté le prix sur l'hydrocéphale aiguë, à l'Académie de Dijon, en 1818), a traduit l'ouvrage du Dr. Parry, et l'a publié en 1806. Le premier cas d'*angina pectoris* que j'ai vu, dit Jenner, était celui que le Dr. Heberden publia en 1772, avec l'ouverture du cadavre par Hunter. Il attribue la cause efficiente de cette maladie à l'ossification des artères coronaires. Ayant parlé de ses craintes, à l'égard de son précieux ami John Hunter, (qui en était atteint dès l'année 1785, et qui en est mort subitement en octobre 1793), à Mrs. Cline et Home, celui-ci lui écrivit, après l'ouverture du corps, qu'il avait eu raison. On trouve les détails de l'autopsie dans *a Treatise on the blood by the late J. Hunter published by Everard Home* 1794, et dans des fragmens sur l'angine de poitrine extraits du Traité de Wichmann sur le diagnostic, traduits de l'allemand par le Dr. Bourges, Journal général, tome 39, page 427.

Cependant, on ne trouve pas toujours les artères du cœur ossifiées chez ceux qui meurent de cette maladie, que Brera de Padoue, appelle *sténocardie*, et Baumes *sternalgie*. De même, on a vu les artères coronaires, l'aorte et les fémorales ossifiées sans que les sujets eussent éprouvé aucun symptome d'angine pectorale : le corps d'une veuve de 83 ans, dont les journaux allemands ont parlé en 1808, en a fourni un exemple. M^r. le professeur Baumes pense que le cœur en est le siége principal, et que la substance osseuse plus ou moins altérée en est la cause déterminante. (Voyez ses *Recherches sur l'angina pectoris*, Annales de médecine clinique de Montpellier, octobre 1808).

M^r. John Ring, pour prouver que la découverte de la cause de la maladie par l'ossification des artères les plus voisines du cœur appartient à Jenner, s'appuie de l'autorité de Parry (*public characters, of* 1802, 1803, *London*); mais Jenner repousse cette prétention.

Rougnon, professeur à la Faculté de Besançon, où je l'ai connu en 1776, a décrit cette maladie en 1768, dans une lettre adressée à Lorry, brochure de 55 pages, dans laquelle (il faut en convenir avec M^r. Baumes), on ne peut pas méconnaître l'angine de poitrine. Rougnon a donc sur ce point la priorité sur les médecins anglais. On a publié, dans ces derniers temps, de bons ouvrages sur la maladie dont il s'agit, tels sont ceux de M^{rs}. Desportes et Jurine. Celui du dernier a été couronné en 1813, par la Société de médecine de Paris.

(³) Voici ce passage de sa lettre : « In our conversations on the subject, you might probably have heard me mention an impediment the Vaccine pustule sometimes meets With in those who are recently affected with herpetic eruptions : on this subject J have lately published a paper in the medical and physical journal, and hope it Will meet your eye. It is a singular fact that these cuticular affections, Which so frequently appear among the children of the poor, and Which are evidently contagious, often prevent the Vaccine virus from producing its correct action. The skin, though apparently sound at the point of insertion, is nevertheless so influenced by the disease as frequently to baffle all our efforts to produce a correct pustule, and consequently to secure the constitution from the contagion of the small pox. as soon as we have subdued the disease (Which may readily be effected), we may then reinoculate, and the pustule Will appear in its perfect state. »

Étant à Marseille, lorsque je reçus cette lettre fort étendue et relative à divers objets, j'en donnai lecture à la Société de médecine de cette ville. L'observation de Jenner souffre des exceptions. De même, nous avons vu assez souvent et sans autre moyen, des dartres et des croûtes laiteuses disparaître chez des enfans après la vaccine.

Dans une de ces conversations qu'il me rappelle, il me demanda si j'avais eu l'occasion de me convaincre que la vaccination accélère la guérison de la coqueluche. Je lui répondis affirmativement, et je lui citai des exemples que nous avions eus à Nancy. Il avait observé plusieurs fois que si l'on vaccine après les douze ou quinze premiers jours de la coqueluche, cette maladie se relâche, décroît et guérit plus promptement. En effet, l'expérience a depuis prouvé que ce moyen est doublement efficace, non seulement contre la coqueluche, mais encore contre plusieurs maladies chroniques rebelles aux remèdes ordinaires. Ce sont de légères et utiles secousses fébriles, et des irritations que l'on oppose à d'autres irritations. Plusieurs écrits sur la nouvelle inoculation, et tous les rapports du Comité central de Paris, fournissent un grand nombre de preuves de cette propriété.

Aux États-Unis d'Amérique (pays où la Vaccine a le moins éprouvé de contradictions), la coqueluche est souvent mortelle. Lorsque les sujets qui en sont affectés n'ont pas été vaccinés, on pratique cette opération à la période précitée : quelques médecins en ont publié les heureux résultats. Dans des cas d'une certaine gravité, nous pensons qu'on pourrait préférer de faire les insertions vers le bas du sternum, au-dessus de l'épigastre. Le Dr. Dupuy m'écrit de la Nouvelle-Orléans, qu'une épidémie de coqueluche, qui n'a cessé en 1822, que pour être remplacée par celle de la fièvre jaune, y a fait périr près de mille jeunes sujets, sur une population de 35,000 âmes ; mais il ne dit pas si la vaccination a été pratiquée sur quelques-uns.

(4) Il a probablement connu ma lettre sur la rage, adressée en 1807, à Mr. le professeur de Haldat, à Nancy, insérée dans le Journal général de médecine, tome 30. Le but de cet écrit était de prouver que la cautérisation actuelle peut être préservative dans tous les temps, pourvu qu'elle soit pratiquée avant l'apparition des premiers symptomes d'hydrophobie.

(5) *Transactions medico – chir.*, tome 1. Jenner y dit qu'un cas à peu près semblable fut observé par Mead : « une femme qui, autrefois avait eu la petite vérole, étant enceinte et près d'accoucher, avait donné des soins à son mari, atteint de cette maladie. Elle arriva à son terme et accoucha d'un enfant mort, qui montra tous les signes d'une petite vérole bien confirmée, preuve manifeste qu'il était mort de la maladie avant de venir au monde ; (Traité de la petite vérole, par R. Mead, chap. IV, pag. 337, édition de 1772). »

Mauriceau avait, en naissant, cinq ou six pustules varioliques en suppuration, qui suivirent la marche ordinaire. Sa mère, qui avait eu autrefois la petite vérole, la lui communiqua pour avoir soigné son fils aîné qui en était atteint. Ces exemples sont très-rares ; mais ceux de la transmission de cette maladie, dont la mère est affectée, au fétus qu'elle porte dans son sein, ne le sont pas. Cependant, beaucoup d'anciens praticiens avouent n'en avoir jamais observé. La femme d'Osmont, chirurgien de Paris, enceinte de sept mois, eut la petite vérole. Après sa guérison, elle accoucha de deux enfans ; l'un était couvert de boutons de cette maladie, et l'autre n'en avait pas. (Ancien Journal de médecine, tom. 10, pag. 403.) Selon Foot, on a pris de la matière sur des enfans nés avec des pustules varioliques ; on l'a inoculée, et on a donné la petite vérole.

(6) Il a observé que les pustules déterminées par des frictions de pommade stibiée, sur diverses parties du corps, ont produit la guérison. (*A letter to C.-H. Parry*, in-4°, 67 pages, Londres 1822.) Les irritations révulsives, mais lentes, multipliées à volonté sur la peau, sont d'une efficacité incontestable dans certaines maladies. Depuis plusieurs années cette pommade, dont les effets sont inférieurs à ceux du moxa, nous a bien réussi dans des affections pulmonaires chroniques et rhumatismales. Souvent nous faisons saupoudrer des emplâtres de poix de Bourgogne avec du tartrite de potasse antimonié qu'on applique sur le thorax, etc.

(7) Sortant de dîner chez Woodville, je retournai à mon logement pour y copier cette lettre : la voici toute entière.

Monsieur,

« J'étais depuis long-temps occupé à faire des expériences sur le *grease* pour confirmer votre opinion sur l'origine de la Vaccine ; jusqu'au commencement de cette année (1803) je n'avais pu rien obtenir. La lecture du petit livre de M^r. Loy m'encouragea à répéter ces expériences. L'hiver de cette année ne pouvait pas être plus favorable à la production du *grease*, à raison de la quantité d'eau qu'il y avait, et par conséquent de la boue dans les chemins. Aussi, presque tous les chevaux souffraient du *grease* : mon domestique en fut attaqué aux deux avant-bras, par cinq boutons, en pansant un de mes chevaux qui avait le *grease*. Il ne m'en avertit que lorsque les boutons passèrent à l'exsiccation. Cela m'a encouragé davantage à continuer mes tentatives. J'ai inoculé plusieurs vaches avec le virus qui suintait du *grease*, à différentes époques, mais toujours inutilement. Un cocher se présenta à l'hôpital pour se faire visiter, à cause d'une éruption qu'il avait sur les mains : on connut de suite que c'était la vaccine prise en traitant les chevaux qu'effectivement il pansait. Il fut conduit à l'hôpital des enfans trouvés, où l'on fit quelques inoculations. Il vint le même jour chez moi, et je fis neuf inoculations sur autant d'enfans ; de plus, j'inoculai le pis d'une vache. Trois de ces enfans ont contracté une belle éruption toute pareille à la vaccine ; mais la vache n'a point pris. J'ai fait d'autres inoculations avec la matière prise sur ces enfans, et voici déjà la quatrième génération qui se produit de la même manière qu'avec le vaccin. J'ai déjà inoculé plusieurs de ces individus avec de la matière de petite vérole, mais sans aucun effet.

« Il est donc bien sûr et bien constaté que le *grease est la cause de la vaccine, et l'on pourra bientôt changer la dénomination en équine*, ou ce que vous croirez le mieux. Enfin, j'ai aussi obtenu avec la matière du *grease*, inoculée à six autres enfans, deux boutons entièrement semblables à ceux que produit le vaccin. Je continue mes observations, et il y a tout lieu de croire que nous obtiendrons du *grease* ce virus pour se mettre à l'abri de la petite vérole, sans passer par l'intermédiaire de la vache. J'espère que cette nouvelle preuve pourra ôter les doutes qui existent encore sur l'origine de la Vaccine. Je publierai les résultats de ces expériences dans un code doctrinal de vaccination, auquel j'ajouterai une planche enluminée du *grease*.

« J'espère que vous avez reçu les médailles par Mʳ. Woodville à qui j'ai pris la liberté d'adresser le paquet pour vous le faire parvenir avec certitude. Je renouvelais mes remercîmens pour les livres que vous m'avez envoyés, avec les regrets de n'avoir reçu aucune de vos lettres. Je compte à cette heure plus de vingt-cinq mille inoculations faites par moi seul.

« Je vous prie, mon très-estimable confrère, de me

donner quelques nouvelles avec d'autres renseignemens sur cette matière, mais surtout, honorez - moi d'une contre-réponse. »

Votre, etc.

LOUIS SACCO, *Médecin-Chirurgien.*

Ce médecin, dont j'ai fait la connaissance à Milan en 1820, a publié en 1809, un *Trattato di Vaccinazione con osservazioni sul giavardo e vajolo pecoríno,* in-4°, avec le portrait de Jenner très-ressemblant, au regard du frontispice. Il y a annexé quatre planches enluminées, l'une desquelles présente la maladie du pied des chevaux qu'il préfère appeler *giavardo* ou *chiavardo* : son siége est particulièrement sur le paturon, depuis la malléole jusqu'à la couronne, ordinairement sur la partie latérale, ou le milieu de la partie postérieure, ou sur les talons, vers la racine de la corne.

J'avais déjà prouvé, à Nancy, en 1801 et 1802, qu'on peut vacciner avec succès, outre la vache, des chèvres, des ânesses, des moutons et des chiens, et que la matière de leurs pustules, inoculée à des individus humains, les préserve de la petite vérole. (*Résultats de l'inoculation de la vaccine dans les départemens de la Meurthe, de la Meuse, des Vosges et du haut-Rhin*). Jenner en fut étonné, ainsi que plusieurs médecins de Londres. Mais le D^r. Sacco a depuis étendu plus loin que moi les mêmes expériences. On peut voir ce que j'ai dit de ce médecin dans mon *Voyage médical en Italie,* publié en 1822, pag. 144.

Jenner avait pensé que la vaccination des chiens les préservait du catarrhe auquel ils sont sujets dans leur première année : quelques essais que j'avais faits n'en avaient pas attesté la certitude, puisque de deux de ces animaux qui contractèrent la maladie, que les italiens nomment *rantolo,* l'un périt, quoiqu'il eût été vacciné avec succès deux mois et demi auparavant. Des expériences faites à Genève ont

confirmé mes résultats. (*Bibliot. britan.* tom. 45 , pag. 267).
Voici cependant ce que dit Sacco, pag. 175 : « Io continuai
le osservazioni su questi animali, et di fatti sono stato con-
vinto da costanti risultamenti di sperienze , che il vaccino ,
allorche si è sviluppato regolarmente , induce in loro quella
modificazione per cui il rantolo non si manifesta più. Non
debbo però tacere , che per le relazioni avute in seguito, di
circa ducento trenta cani da me vaccinati, uno solo ne fu
attaccato e perì. Un accidente contrario non debbe per altro
distruggere la constanza di molti fatti uniformi. »

   L'auteur dit avoir inoculé à des enfans le virus claveleux,
et que des pustules, qui en sont résultées, les ont préservés
de la petite vérole. Le D^r. Voisin a répété publiquement, à
Versailles, les expériences du D^r. Sacco sur une trentaine
d'enfans ; aucune n'a réussi.

   (⁸) C'est principalement dans les comtés de Glocester et
de Sommerset que j'ai pris des renseignemens sur le *grease*,
greasy heels, ou *eaux des jambes*. On me montra cette
maladie sur des chevaux de maîtres de postes et de ceux
qui tiennent des *stages* ou diligences publiques. J'eus une
occasion extrêmement favorable à Cheltenham, pour obtenir
des notions sur les sources de la vaccine et sur les éruptions
qui arrivent aux animaux domestiques de ces contrées. C'é-
tait un jour de foire; il y avait un grand nombre de chevaux, de vaches et de moutons. Je questionnai plusieurs
propriétaires, fermiers, marchands et maréchaux-ferrans :
tous avaient pour Jenner la plus grande vénération ; mais la
plupart n'étaient pas de son opinion. Ils ne croyaient pas du
tout que l'humeur qui découle des gerçures ou ulcères des
jambes, ou des talons des chevaux fût la source primitive ,
ou la cause occasionnelle des pustules sur le pis des vaches
et dont l'inoculation accidentelle ou préméditée préserve de
la variole. D'autres objectèrent qu'il y a peu de chevaux
dans quelques lieux , et même des laiteries où l'on n'en

voit pas , quoiqu'il y eût beaucoup de vaches et qu'on s'ac-
cordât à y reconnaître souvent le cow-pox. L'explication des
plus instruits sur les causes du *grease* coïncidait assez avec
celle que Mr. Coleman m'avait donnée. Ce vétérinaire m'a-
vait dit qu'il pouvait favoriser la formation de la maladie
en trois ou quatre jours , surtout dans les mois de Novem-
bre et de Décembre , en faisant passer subitement dans une
écurie chaude et bien close , un cheval qui aurait eu , pendant un certain temps , les pieds dans la neige , dans la boue;
en l'y tenant ainsi renfermé , sans lui donner les soins de
propreté ordinaire , ou sans le bouchonner , les jambes se
gonflent , et la peau se distend en commençant par le paturon. Lorsque l'enflure est arrivée à un certain degré , la
peau se fend ou se gerce; il en sort d'abord un fluide rous-
sâtre ou jaunâtre. La crévasse s'ulcère souvent , et il en
découle une matière purulente. Quoique les talons en soient
le plus ordinairement le siége , on voit aussi paraître quelquefois des ulcères aux jambes.

A mon retour à Londres , je fis part au Dr. Jenner de ce que
j'avais recueilli dans son comté , etc., et de ma conversation
précédente avec Coleman, dont les D.rs Woodville et G. Pearson partageaient l'opinion. Il répondit à mes questions avec
beaucoup de complaisance. « La réussite, me dit-il, n'eût-elle
lieu qu'une fois sur cent ou sur cinq cents , je ne serais pas
dans l'erreur. Vous avez vu que le Dr. Sacco a été l'un des plus
incrédules et qu'il est maintenant tout-à-fait converti. On ne
peut obtenir d'effet lorsque l'humeur du *grease* est dans l'état
de purulence , ou que l'on se sert de la matière épaisse qui
couvre les poils : il faut la prendre, pour les expériences, lorsque la gerçure est récente , et le fluide encore séreux ou lym-
phatique; hors de cette condition , la matière perd sa propriété contagieuse ». Il m'a cité plusieurs exemples , abstrac-
tion faite de ceux que son neveu a rassemblés , mais entr'autres
les résultats des recherches de lord St. - Asaph dans

le comté de Suffolk, parmi des personnes qui ne se dou-
taient pas de la découverte, qui ignoraient jusqu'au nom de
Jenner, et qui après avoir pansé des chevaux, avaient communiqué des pustules à des vaches. D'après son invitation,
Mr Ring, son intime ami, m'a donné copie de la lettre inté-
ressante de lord St. Asaph, en date du 25 avril 1803, et il l'a
peu après publiée dans le second volume de son *Treatise on
the cow-pox*, page 1017.

Jenner m'a encore rapporté l'anecdote suivante d'après
laquelle il paraîtrait que la vache n'est pas le seul animal
propre à recevoir, par le pis, la contagion du *grease*, et
dont les pustules puissent se communiquer à d'autres qua-
drupèdes. « Une brebis, qui avait mis bas trois agneaux dont
deux périrent, était incommodée par la surabondance du lait,
et un domestique se chargeait de la traire. Cet homme était
en même temps employé à laver et à soigner les talons d'un
cheval affecté du *grease ;* il survint au pis de la brebis des
pustules semblables à celles qu'on voit sur les tettes des vaches. Un chirurgien vétérinaire dit que ces pustules pourraient
se communiquer de la brebis aux vaches ; le propriétaire en
rit et n'y crut pas ; cependant d'après l'invitation d'Henry
Jenner, neveu, il consentit à faire traire les deux vaches qu'il
possédait, par le même domestique, immédiatement après
la brebis. Les vaches furent infectées, et elles communiquèrent
ensuite le *cow-pox* à une servante de la maison ».

Après avoir mis par écrit ce fait qui était récent, je pré-
sentai à Jenner deux questions pour éclaircir des doutes : il y
répondit en ma présence sur le même papier ; je conserve
toutes ces pièces.

C'est dans mon excursion à l'Ouest de l'Angleterre, à Bath
(où il y a une célèbre Société d'agriculture et des eaux
thermales très-fréquentées), à Bristol, à Oxford, à Blenhaim
près de Woodstock (où je vis les troupeaux du duc de Marl-
borough), que je m'assurai de la non existence du *claveau*

dans ces contrées : j'acquis à Londres la conviction , d'après
l'assertion de sir Joseph Banks , dont j'ai reçu tant de mar-
ques de bienveillance , de sir Charles Blagden (qui me dirent
que c'était aussi l'opinion de sir John Sinclair), de M. H.
Davy, et de plusieurs médecins ou agronomes , que cette
variole des moutons est inconnue dans la Grande-Bretagne.
Le mot *rot*, qu'un défaut de précision de langage et les
dictionnaires font prendre dans un sens très-impropre, pour
la *clavelée* ou *claveau*, signifie exactement pourriture. C'est
une maladie du foie causée par le séjour des bêtes à laine
dans des pâturages marécageux , et qui se termine souvent
par l'hydrothorax. Jenner dit que les lièvres y sont également
sujets.

Une partie de ces détails a déjà été consignée dans le 2ᵉ
fragment de mon *voyage médical en Angleterre*, *Journ.*
génér., t. 24, et principalement dans l'analyse que j'ai faite
de *l'histoire de la vaccination en Turquie, en Grèce et aux*
Indes-Orientales, par le D.ʳ de Carro, à Vienne, 1804,
publiée dans le même Journal, tom. 19. On se rappellera que
ce savant médecin a, le premier, inoculé la Vaccine sur notre
continent; qu'il a eu l'avantage, non-seulement de l'avoir
propagée dans tous les états de l'empereur d'Autriche, d'une
partie de l'Allemagne et de la Suisse, mais encore d'avoir pu
envoyer du vaccin à Constantinople, pour le fils de lord
Elguin, à Bagdad, à Bassora, en Perse et aux Indes-Orientales, où les envois d'Angleterre, pendant une année, avaient
été sans succès; et que par une circonstance singulière, le
vaccin qu'il a envoyé à Bagdad, provenait d'un enfant
inoculé à Vienne avec du vaccin originaire des vaches de la
Lombardie que le D.ʳ Sacco lui avait adressé.

On avait déjà du D.ʳ J. de Carro des *observations et ex-*
périences sur la vaccination, vol. in-8°, dont la 2ᵉ édition
a paru en 1802 : cet ouvrage a été traduit en plusieurs langues.
Il a en outre publié beaucoup de documens importans , et les

résultats de sa correspondance, dans la *Bibliothèque britannique*. Il a rendu de très-grands services qui n'on pas été assez rémunérés. Jenner avait pour lui une affection toute particulière, et son nom était souvent mêlé dans nos conversations.

M.ʳ de Carro m'écrivait le 25 octobre 1803 : « Vous me ferez infiniment de plaisir en m'informant de tout ce que vous avez observé dans le D.ʳ Jenner. Il n'y a qu'une voix sur son mérite et sur son amabilité. Plus vous me donnerez de détails sur son compte, plus vous m'obligerez. Il est parvenu à un tel degré de célébrité que ses plus petites actions deviennent intéressantes. J'avoue que je suis fier de son amitié envers moi ; mais en vérité, n'eût-il jamais prononcé mon nom, que je ne l'en considérerais pas moins comme un des plus grands hommes qui aient jamais existé, comme un de ces hommes rares, aussi fameux par la manière dont il a fait sa découverte que par l'importance de la découverte elle-même ».

(9) Ceci avait été communiqué depuis peu à Jenner, par une personne respectable sur l'assertion de laquelle il n'y a point de doute ; mais malheureusement elle ne peut se rappeler dans quel auteur elle a lu ce récit. M.ʳ Ring, désirant savoir si Jenner avait pu découvrir dans des auteurs anciens quelque chose qui eût du rapport, ou qui fît allusion au *cow-pox*, lui écrivit à Berkeley. Celui-ci répondit qu'il ne connaissait pas d'autre allusion plus directe que la citation faite par l'habitant de son Comté, et l'époque n'était pas très-éloignée. Ring a inséré la réponse dans son Traité, p. 166.

(10) Ring, l. c. p. 848, dit que M.ʳ Fournier a publié à Bruxelles, où il était premier chirurgien de l'hôpital militaire, un *Essai historique et pratique sur l'inoculation de la Vaccine* dans lequel il s'est trompé : il y rapporte que des paysans du Glocestershire et du Devonshire ont, depuis longtemps, l'habitude de s'inoculer le *cow-pox*, ce qui n'est point exact ; ils se sont seulement exposés depuis longtemps à la contagion accidentelle, et plusieurs se sont ainsi préservés de la petite vérole.

Il est surprenant, a-t-on répété, que cette découverte n'ait
pas été faite plutôt. *This is a reflection*, dit Ring, *that has
often been made, on this and other similar occasions, such
as the discovery ofthe circulation ofthe blood. It seems
however, tohave been the design of providence*, ut varias
usus meditando extunderet artes *paulatim*.

Fewster et Sutton, associés pour l'inoculation, ayant
trouvé, en 1768, nombre de paysans auxquels ils avaient inoculé la petite vérole sans succès, parce qu'ils avaient eu,
disaient-ils, le *cow-pox*, firent des recherches et s'assu-
rèrent de l'existence de l'opinion. Feswter en parla dans une
société médicale; mais personne ne songea à faire des essais.
Il fut ensuite associé avec Groves de Thornbury, qui lui-
même l'avait été avec Rolph : tous acquirent la conviction
que ceux qui avaient eu le *cow-pox* n'étaient pas susceptibles
de prendre la petite vérole.

En 1801, le D.ᴦ John Coakley Lettsom publia un mémoire
intitulé : *Observations on the cow-pok*, 88 p. in-4°, Londres, dans lequel on voit, p. 3, que la découverte aurait pu
être faite depuis vingt ans, par le D.ᴦ Archer, médecin de
l'hôpital pour l'inoculation. Une fille du Wiltshire, nommée
Catherine Wilkins, qui avait eu le *cow-pok* après avoir
trait des vaches, vint chez son frère à Londres; celui-ci
voulant s'assurer si ce moyen était réellement préservatif,
envoya sa sœur à Archer qui l'inocula de la petite vérole,
dans l'hôpital, mais sans aucun effet. Ce médecin était prudent
et timide ; il ne possédait point l'esprit de recherches de
Woodville qui l'a remplacé. Cependant, celui-ci a commis
une grande faute : ayant inoculé la vaccine dans son hôpital,
au milieu du foyer de la petite vérole, peu après la publication
de Jenner, il est résulté de ce mélange des éruptions hybrides
et fallacieuses, qui dans le temps ont fait beaucoup de tort à
la nouvelle méthode. Ce fut la cause (conjointement avec
une lettre de de Carro dans la bibliothèque britannique) de
la rupture d'amitié entre Woodville et Jenner ; mais j'ai eu
le plaisir de les réconcilier pendant mon séjour à Londres.

Lettsom donne de grands éloges à l'auteur de la découverte. *Saul*, dit-il, *may have boasted of his thousands slain, and David of his ,then thousands; but the altar of Jenner is not consecrated by hecatombs of the slain; his claim is that of having multiplied the human race, and happily invoked the goddess of health, to arrest the arm that scatters pestilence and death over the creation.*

Il a intercalé dans son mémoire quatre portraits : ceux de Jenner , Woodville et G. Pearson sont à la silhouette; celui de Waterhouse, de Cambridge au Massachusetts, est gravé. Ce professeur, mon ami et mon ancien correspondant, ayant introduit et propagé la Vaccine dans les États-Unis, est surnommé, par les Anglais, le Jenner de l'Amérique, comme de Carro l'est pour l'Allemagne.

(¹¹) Pendant vingt-deux années , on y a vacciné environ cent quatre-vingt-seize mille personnes. La population du département de la Meurthe, en 1821, était de 380,085 habitans. Grâce à la sollicitude particulière de M. le vicomte Alban de Villeneuve-Bargemont, Préfet, vingt-six vaccinateurs auxquels il fait allouer un traitement, et même des récompenses, y sont établis et distribués par cantons. Heureux les départemens confiés à de tels Administrateurs !

On ne peut trop rappeler la haute protection et la confiance que le Roi accor de à la Vaccine. Non seulement S. M. a fait pratiquer cette inoculation sur S. A. R. Mᵍʳ. le Duc de Bordeaux, mais encore elle fait récompenser, chaque année, par son secrétaire d'État au ministère de l'intérieur, et d'après le rapport du Comité central près de S. Exc , les médecins et chirurgiens du Royaume qui ont le plus vacciné. Pour cet effet , des prix et des médailles sont institués.

(¹²) Cette médaille représente d'un côté Apollon offrant à la Grande-Bretagne un jeune marin guéri par l'inoculation de la Vaccine. La Patrie étend une couronne civique sur laquelle est inscrit JENNER ; la devise au-dessus : *Alba nautis stella refulsit;* au-dessous : 1801. Au revers, une ancre au dessus : *Georgio tertio Rege;* au dessous : *Spencer duce,* faisant allusion à l'Administration de la marine royale sous le règne de Georges III. Le D^r. Trotter, médecin de la marine à Plimouth, a présenté à Jenner la médaille votée par les Officiers de santé avec une liste de leurs noms (ils étaient près de cent), et il a prononcé un discours analogue à la circonstance.

(¹³) DON. SOC. MED. LOND. AN. SALUT. 1773.
INSTIT.
E. JENNER, M. D.
SOCIO SUO EXIMIO
OB
VACCINATIONEM
EXPLORATAM.

Lettsom exprime, en terminant son discours, que cette médaille est frappée en l'honneur du Dr JENNER, comme la plus grande marque d'approbation que la Société puisse offrir au mérite incomparable et à l'immortelle renommée.

Nous répétons ici que c'est Mr Cline, habile chirurgien de l'hôpital St.-Thomas, avec lequel j'ai conversé, qui a le premier vacciné à Londres, dans le mois de juillet 1798, un enfant, avec le vaccin qu'il avait reçu de Jenner. Aucun autre ne peut réclamer la priorité de l'introduction de ce nouveau mode dans la métropole.

(¹⁴) C'est le vaccin repris à Bagdad, où il avait été envoyé par les soins et le zèle du Dr de Carro, qui a été transporté à Bombay ; de-là au Mysore, au Malabar, au Bengale, à Ceylan, et qui a servi à toute l'Asie. Ainsi ces vastes contrées, où l'on a vacciné le plus grand nombre d'individus, doivent au célèbre médecin Genevois, l'avantage d'avoir reçu de lui directement le bienfait de Jenner.

(¹⁵) *Le Journ. génér. ou Recueil périodique de médecine*, tome 28, mars 1807, et le *Magasin encyclopédique*, juillet 1807. Jenner le sut et m'écrivit :

« Be assured, my dear sir, that whether your efforts to serve me be attended with success or not, you will ever be considered by me with grateful remembrance ».

(¹⁶) Les principaux ouvrages contre le préservatif, sont ceux de Goldson, de Moseley et de Squirrel. Le premier intitulé : *Cases of small pox subséquent to Vaccination*; c'est-à-dire, mémoire sur quelques cas de petite vérole survenue après la vaccination, a paru à Portsmouth en 1804, et la deuxième édition en 1805. L'auteur prétendait que la faculté préservative de la Vaccine ne s'étendait pas au-delà de quatre années. Une telle assertion, m'écrivait Jenner, a porté une terrible inquiétude, mais pendant peu de temps, dans l'esprit des personnes ignorantes et timides. J'ai le plaisir de vous annoncer qu'elle a même été très-utile à la cause de la vaccination par la multitude de preuves contraires, et par l'exposition de vaccinés, depuis plusieurs années, à la contagion variolique.

Parmi les réponses faites à Goldson, quatre sont les plus remarquables; l'une par Rollo, l'autre par Dunning de Plymouth; la troisième par l'institution de Vaccine de Londres; et la quatrième par J. Ring. Celle-ci bat en ruines les déclamations et toutes les objections de *l'Anti-Vacciniste*. (Le même Ring a encore publié en 1816 : *a caution against vaccine swindlers and impostors*, 139 p. in-8°). On ne nie pas qu'il n'y ait quelques exemples, mais très-rares, d'une seconde petite vérole sur le même sujet. Les médecins du Collége royal de Londres, dans leur rapport au Parlement en 1807, conviennent de ces exemples sans qu'ils puissent former une objection raisonnable, ni porter aucun préjudice à la découverte de Jenner. En effet, quoique nous ne l'ayons jamais vu nulle part, il y a des individus qui conservent de

la susceptibilité à être atteints d'éruptions varioliques : on
ne peut exiger que l'inoculation de la vaccine détruise cette
aptitude extraordinaire plutôt que l'inoculation de la variole.
Jenner a connu un homme inoculé plusieurs fois, qui avait, à
chaque insertion, un gros bouton et autant de fièvre qu'à la
première. Il a vu une bonne, qui ayant eu la petite vérole,
gagna sur la joue une éruption abondante de pustules varioliques, parce qu'un enfant qui en était atteint, posait, en
dormant, son visage sur le sien. Cette femme eut des frissons,
un peu de fièvre et un léger mal de gorge. Fewster, de
Thornbury, dit Ring, qui était un célèbre inoculateur, et
qui, pendant quarante ans, a été exposé à la contagion de la
petite vérole, s'étant piqué le doigt avec une lancette char-
gée de matière variolique, la piqûre s'enflamma, suppura, et
il survint un grand nombre de boutons sur le front. Un
professeur d'Edimbourg, citait tous les ans dans ses leçons
un inoculateur ambulant, qui, pour avoir toujours sur lui
du virus frais, s'inoculait au commencement de sa tournée,
et toujours avec le même succès.

Roume-St.-Laurent, commissaire envoyé à St. Domingue,
nous a lu, en 1792, à la société royale des sciences, lettres et
arts du Cap, un mémoire dans lequel il assurait qu'étant à
l'île de la Grenade, il s'était inoculé à la main; que quoiqu'il
eût eu la petite vérole, il survint une pustule; qu'il en prit
du pus le dixième jour, l'inséra à plusieurs individus, surtout
à des nègres, et que tous eurent complètement la maladie.
(Voy. notre *Traité hist. et prat. de l'Inoculation*, p. 199).

Way, de Wilmington (État de Delaware) a fait sur lui
la même expérience. La matière qu'il a prise dans la pustule
et qu'il a inoculée à plusieurs enfans, leur a donné la véritable petite vérole. B. Rush a publié ce fait, à Philadel-
phie en 1803. Il dit qu'autrefois des éruptions varioleuses
étaient fréquentes chez des personnes qui, ayant eu la petite
vérole, étaient exposées à sa contagion d'une manière con-

centrée, en soignant des malades atteints de cette maladie.
Son but est de contribuer, par ces exemples, à *dissiper des
restes de préjugés contre la plus grande et la plus utile
découverte des temps modernes.*

Ring cite Buchan et autres qui ont vu la petite vérole
survenir à des sujets qui l'avaient déjà eue. Scott, chirurgien de Tornbury, avait eu la petite vérole confluente, par
inoculation. Il la prit de nouveau, vingt ans après, d'un
malade qu'il soignait. Si l'on voulait réunir d'autres preuves,
on pourrait consulter le *Recueil périodique*, tom. 12, pag.
165, et tom. 47, pag. 449; les annales de littérature médicale étrangère, tom. 14, 15 et 18; *the Philadelphia médical
museum*, tom. 5, pag. 153, etc. Enfin l'histoire des éruptions varioliques qui ont dernièrement régné à Edimbourg et
autres parties de l'Écosse, par le D.ᵣ Tompson. (Voy. l'extrait *Journal universel des sciences médicales*, tom. 20,
pag. 308. Nous nous sommes étayés, dans le court chapitre
de notre *Traité*, pag. 125, de l'autorité de plusieurs grands
médecins qui attestent n'avoir jamais vu, dans le cours d'une
longue pratique, le même sujet frappé deux fois par cette
maladie. Suivant Odier, si le fait souffre des exceptions, ce
qui lui paraît fort douteux, elles sont tellement rares qu'elles sont toujours suspectes d'erreur ou d'illusion. Depuis 55
ans, ajoute-t-il, l'on a toutes les années inoculé à Genève
un grand nombre d'individus, pas une seule exception ne s'est
encore présentée (*Bibl. brit.*, t. 30). Faisons aussi la part des
éruptions pseudo-varioleuses, de cette famille d'anomalies si
souvent confondues avec la petite vérole, et qui, depuis
quelques années, se sont reproduites fréquemment en différentes contrées. Combien d'erreurs et de discussions sur la
variolette, varicelle, petite vérole volante ou bâtarde! On a
bien voulu louer le chapitre que nous avons consacré à ces
éruptions, dans notre *Traité*, pag. 280. Mais nous ne croyons
pas, à beaucoup près, avoir complété ce sujet, déjà esquissé

par Gandoger. Des observations rigoureuses sont encore nécessaires.

(¹⁷) M͏ʳ. Husson, l'un des plus zélés propagateurs de la Vaccine, a constamment rédigé tous les rapports faits au nom du Comité central depuis son institution, à Son Exc. le Ministre de l'Intérieur. Ses *Recherches historiques et médicales sur la Vaccine*, forment le Traité le plus complet et le plus nécessaire à tous ceux qui veulent connaître à fond cette nouvelle inoculation ou la pratiquer. La troisième édition de ce bon livre étant épuisée, une quatrième ne peut être que bien accueillie.

(¹⁸) Dans une courte *Notice biographique* sur le D͏ʳ. Jenner, que j'ai publiée en 1805, (*Annales de méd. clin. de Montpellier*, tome 5), j'ai dit que Jenner avait commencé ses recherches dès l'année 1776. M͏ʳ. Ferry de St.-Constant (*Londres et les Anglais*) qui avait apparemment puisé aux mêmes sources que moi, indique aussi cette époque; c'est celle que Jenner a fixée dans son précis sur l'origine de la Vaccine, *ut suprà : Mes recherches commencèrent il y a environ vingt-cinq ans.* M͏ʳ. John Ring m'avait donné, à Londres, des détails sur son illustre ami dont il a publié la vie dans les *Public characters* en 1822. Il y a placé des vers latins, et il a gardé l'anonyme.

(¹⁹) Ce Journal, qui a cessé depuis long-temps, est intitulé : *Allgemeine unterhaltungen*, ou conversations générales. Un savant anonyme de Gœttingue raconte qu'ayant lu Tite-Live, il s'étonne que cet historien dise que la peste ait régné seize fois dans la République romaine, pendant trois siècles. Comme Tite-Live remarque qu'elle attaquait aussi les animaux, il cherche à prouver que cette peste n'était autre chose que le *kuh-pocken* (*le cow-pox*) tel qu'il est connu dans les environs de Gœttingen, et à expliquer la différence dans les degrés des symptômes par celle des deux climats. Il décrit ensuite, avec beaucoup d'exactitude, cette maladie des vaches, et parle de l'opinion qu'ont les laitiers de sa propriété anti-variolique, des recherches exactes qu'il a faites pour la vérifier, et de la confirmation qu'il en a reçue de personnes respectables et éclairées. Trop occupé apparemment d'un objet de pure érudition, il ne songea pas à faire l'application de ce fait qui lui assurait l'immortalité. Ce passage de l'auteur allemand, qui m'a été transmis par le D^r. Decarro, résidant à Vienne, est le seul, m'écrivait-t-il, qu'on ait trouvé jusqu'à présent où il soit bien évidemment question de la Vaccine.

Mais, comment concevoir que de telles observations imprimées, n'aient pas excité l'attention des savans et des médecins de la célèbre université, dans le voisinage de laquelle on les faisait? *Quod est antè pedes nemo videt.* Il n'est pas surprenant aujourd'hui que ce passage remarquable n'ait été tiré de l'oubli qu'après que la découverte a été faite par le D^r. Jenner, et constatée par les praticiens de tous les pays. Lorsque Lady Wortley Montagu apporta l'inoculation de la variole de Constantinople à Londres, en 1721, on ne se doutait pas que, depuis des siècles, de pauvres paysans, en Angleterre, et sur quelques lieux de notre continent, mus par d'autres motifs que ceux des Géorgiens et des Circassiens, pratiquaient cette méthode. (Voyez notre *Traité historiq. et pratiq. de l'inoculation*, pag. 51 et suiv.)

Les prétentions des Allemands à l'honneur de la découverte de la Vaccine (car ils ne peuvent pas dire de la vaccination) auraient pu être fondées s'ils eussent tiré parti de leurs observations, ou enfin, s'ils eussent tenté quelques expériences. Alors, ils auraient réellement précédé le médecin anglais. Mais cet obvervateur d'habitude, instruit par tradition orale, a eu toute la patience, le sangfroid et le courage nécessaires pour s'assurer de la vérité, en la séparant de l'erreur : telle est la marche du vrai génie. Il a prouvé et conservé cette vérité ; il a achevé, il a perfectionné et affermi l'édifice : à lui seul appartient la gloire.

———————

Lorsque je quittai Londres pour revenir en France, à la fin de juin 1803, à raison de la reprise des hostilités, Jenner me remit une note, avec prière de la faire publier à mon arrivée ; c'est ce que j'ai fait en ces termes : « Messieurs, le D^r. Jenner, à qui le genre humain a tant d'obligations, m'a chargé de faire connaître, par la voie des papiers publics, l'expression de sa vive reconnaissance pour la multitude de lettres et d'ouvrages imprimés que les nombreux partisans de sa doctrine et ses amis, parmi les Français, lui ont adressés au sujet de l'inoculation de la Vaccine. Il les prie d'agréer ses excuses de ce qu'il n'a pas encore pu trouver, jusqu'à présent, quelques jours de relâche pour leur répondre et les remercier. Des soins particuliers de famille, et notamment une maladie (l'hémoptysie) qui a frappé son épouse, et les affaires nombreuses qui l'occupent journellement, ayant absorbé tout son temps, l'ont mis dans l'impossibilité de s'acquitter d'un devoir bien cher à son cœur. Il reconnaît aussi ce qu'il doit à des sociétés qui lui ont envoyé des diplomes d'associé. Il promet de réparer ce retard, au moins en partie, aussitôt qu'il trouvera une occasion favorable, et qu'il sera plus libre...... » (Voyez entre autres journaux, la Clef du Cabinet des Souverains, 13 juillet 1803).

Quand il était défendu de communiquer, même par lettre, avec les Anglais, ou les pays occupés par leurs troupes, je continuais à correspondre avec Jenner : quelquefois, c'était par la Sicile, les côtes de Barbarie, ou par Gibraltar. Il y avait long-temps qu'on n'avait pas entendu parler de lui à Paris, lorsqu'en 1810 j'en donnai des nouvelles au Comité central de Vaccine. M^r. le D^r. Husson fit publier dans les journaux l'extrait suivant : « Les amis de l'humanité et les admirateurs des hommes célèbres et utiles, apprendront sans doute avec intérêt des nouvelles du D^r. Jenner : il vient d'écrire à M^r. le D^r. L. Valentin, à Marseille. Il mande que les détails qu'il reçoit de toutes les parties du monde, sur les succès et les progrès de l'inoculation de la Vaccine, remplissent son cœur de joie et de gratitude. Son bonheur augmenterait beaucoup si la paix lui permettait de faire un voyage en France, et de visiter ses nombreux amis du continent. M^r. Valentin vient de lui envoyer, par Alger, un paquet contenant le rapport du Comité central de Vaccine de Paris pour 1806 et 1807 ». (*Journal du Commerce*, 9 mai 1810).

La Société médicale de Londres, à laquelle j'ai l'honneur d'être associé depuis 1803, m'a fait informer que Jenner avait été enlevé par une attaque d'apoplexie ; que la veille, il était joyeux et s'était couché en bonne santé ; que le 21 février, il se leva à son heure ordinaire et descendit à sa bibliothèque ; mais que ne paraissant pas au déjeûner, on envoya un domestique qui le trouva étendu sur le parquet, la tête appuyée sur le fauteuil où il s'asseyait. On le saigna, et on lui donna les secours les plus convenables, en attendant le D^r. Baron de Glocester, qui arriva à Berkeley, 4 heures après l'accident. Le côté droit était paralysé. La pupille contractée était tout-à-fait insensible à la lumière ; le pouls petit, très-irrégulier, les extrémités froides, la respiration fortement stertorense, annonçaient l'approche de la mort qui eut lieu dix-sept heures après l'attaque. Le D^r. Baron, qui jouissait, depuis long-temps, de sa confiance et de son amitié, doit publier la biographie de cet illustre médecin et ses nombreux manuscrits : à la fin de mai, personne, à Londres, n'avait encore prononcé son éloge ; peu d'hommes en sont plus dignes dans toute la rigueur de l'acception. La bonté de son âme et toutes ses belles qualités ont toujours mis Jenner à l'abri d'aucun reproche. On était heureux de pouvoir converser avec lui. Sa douceur, et la force persuasive de son élocution, commandaient partout la confiance et l'admiration.

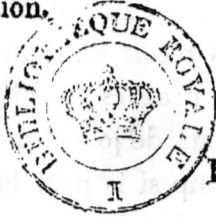

FIN.